AF595731

QUATRE OPÉRATIONS D'URÉTHROPLASTIE AVEC LEURS RÉSULTATS TARDIFS

PAR M. LE DOCTEUR LOUIS WARTEL (1).

OBSERVATION I.

Rétrécissement de l'urèthre. — Excision au thermocautère. — Uréthroperineorraphie.

Le tailleur Pierre B..., 44 ans, entre à l'hôpital de la Charité de Lille, le 28 août 1884 ; il souffre d'un rétrécissement blennorrhagique de l'urèthre, d'un rétrécissement traumatique et de plusieurs fausses routes.

L'infection blennorrhagique date de 1862 : elle a été suivie à l'hôpital militaire de Mons, pendant 6 semaines. La rupture traumatique a été produite en 1870 par la chute sur le rebord de bois d'une table de tailleur. Une demi-heure environ après l'accident, le blessé ne peut pas uriner et s'aperçoit d'une hémorrhagie uréthrale ; il était 4 heures après-midi. Le lendemain, il entre à l'hôpital sans avoir uriné ; on fait de vaines tentatives de cathétérisme. Au bout de 36 heures, l'uréthorragie s'arrête et quelques gouttes d'urine s'échappent par le méat. Le lendemain, la miction spontanée est devenue moins pénible, l'urine sort en un jet très mince. L'amélioration se confirme pendant les jours suivant set deux semaines plus tard le blessé sort de l'hôpital. — Vers 1875 et surtout en 1877, la miction devient difficile. En décembre 1883, surviennent, sans cause appréciable, plusieurs héma-

---

(1) Communication à la *Société anatomo-clinique de Lille.*

turies. Depuis cette époque, le malade ne peut plus uriner que goutte à goutte, au prix de grands efforts, qui le fatiguent beaucoup et ne vident jamais sa vessie ; il en arrive à souffrir de la soif sans oser la satisfaire ; il perd l'appétit, est pris de diarrhée et maigrit beaucoup : forcé d'interrompre son travail, il entre à l'hôpital (août 1884).

Le cathétérisme est essayé avec diverses sondes, mais vainement ; les bougies les plus fines ne peuvent pas pénétrer davantage. On constate l'existence de plusieurs fausses routes. Bientôt la distention exagérée de la vessie détermine des douleurs intolérables ; les envies d'uriner sont incessantes ; un peu de fièvre survient chaque soir ; le malade demande à être opéré.

Le 28 septembre, on donne un lavement simple.

Le 29, le malade est anesthésié par le chloroforme, placé dans la position classique de la taille périnéale, avec un dur coussin sous le siège. Le cathéter cannelé est introduit jusqu'au rétrécissement, qui siège au niveau de la région bulbeuse.

Après avoir pratiqué la boutonnière périnéale, le chirurgien fait au devant du rectum une incision médiane, qui découvre la partie antérieure de la prostate ; le ténaculum employé, selon la méthode de M. Alp. Guérin, ne parvient pas à soulever le bulbe de l'urèthre, à cause de la consistance fibreuse du canal et des tissus circonvoisins ; la région membraneuse, transformée en masse cicatricielle, est alors incisée d'arrière en avant jusqu'à la rencontre du bec du cathéter dans la région bulbeuse ; puis le bistouri est abandonné pour le thermo-cautère. Avec lui, le chirurgien, brûle et résèque les noyaux indurés, les trajets fistuleux au nombre de trois, depuis la partie moyenne du bulbe jusqu'auprès de la prostate, dans une étendue de 3 à 4 centimètres. Surviennent alors des accidents généraux du côté des appareils circulatoire et respiratoire, qui arrêtent l'opérateur.

Le soir, la température est à 38°9 ; mais, par la percussion de l'hypogastre, on constate que la vessie est vide.

Le 30 et les jours suivants, le malade demeure très faible et dans un état demi-syncopal ; on se contente de renouveler les pansements à la gaze phéniquée, vite souillés par l'urine qui s'écoule librement au travers de la plaie périnéale.

Le 7 octobre, les deux bouts de l'urèthre sont recherchés et facilement trouvés ; une sonde en caoutchouc rouge est placée à demeure dans la vessie, d'où s'écoule en une fois 400 grammes d'urine. Après avoir lavé le champ opératoire, on constate qu'il est bien détergé et recouvert partout de bourgeons charnus de très bel aspect. Le chirurgien rapproche sur la sonde, au moyen de deux points de suture, les tissus uréthraux et juxta-uréthraux ; trois points passés réunissent les parties superficielles. Toutefois l'affrontement reste incomplet vers la partie la plus antérieure et la plus postérieure de la plaie ; aucun drain n'y est placé.

Pendant les jours suivants aucun accident ne survient ; le même pansement est continué : l'urine ne s'écoule presque plus par la plaie.

Le 15, tous les fils sont enlevés : aucun des points de suture n'a manqué. Les pansements sont continués à l'aide de l'eau boriquée et alcoolisée ; ils sont souillés par une très petite quantité de pus de bonne nature.

Le 17, c'est-à-dire dix jours après la suture de la plaie, la sonde à demeure est retirée. Il reste deux petites fistules, l'une à la partie antérieure, l'autre à la partie postérieure de la plaie, par où s'écoule très peu d'urine.

Le 3 novembre, la sonde à demeure est replacée et le malade quitte l'hôpital.

Vers la fin de novembre, les deux pertuis du périnée disparaissent et la cicatrisation est complète. Sur la recommandation du chirurgien, le malade continue de se passer de temps en temps une sonde N° 20, ce qu'il fait d'ailleurs sans aucune difficulté.

Jusqu'en 1889, le malade est venu chaque année rendre visite à M. Guermonprez, tant pour le remercier, que pour lui faire constater son état. Pendant ces quatre années, le canal a conservé son calibre et la miction se montrait aussi bonne au dernier examen, qu'elle l'était à la sortie de l'hôpital.

Depuis il a été perdu de vue.

Observation II.

Rétrécissement pénien. — Excision de 3 centimètres de canal. — Suture immédiate — Guérison rapide et durable.

M... Narcisse, âgé de 41 ans, est interné à l'asile de Lommelet (Nord), depuis le 23 avril 1885, pour lypémanie. Il a eu plusieurs blennorrhagies, qui ont amené chez lui une très grande gêne de la miction, et dont la première remonte à une vingtaine d'années.

Il avait toujours caché sa dysurie, lorsqu'en juin 1889, il ne put plus dissimuler davantage et attira l'attention sur lui par la mauvaise odeur qu'il répandait. A l'examen, on constate une gangrène partielle du corps caverneux droit, et une fistule dorsale par laquelle s'écoule un pus ichoreux et fétide et de l'urine. M. Guermonprez débride au thermocautère sur la face supérieure et sur la face inférieure de la verge, à la limite des décollements ; le tiers antérieur du corps caverneux droit, complètement sphacélé, est enlevé à la plus légère traction. Grâce à des soins de propreté très assidus et à quelques pansements phéniqués, la cicatrisation se fait rapidement.

Trois mois plus tard, il ne reste plus qu'un très étroit pertuis dorsal situé à 5 centimètres du méat : c'est par là seulement que s'écoule l'urine avec une difficulté chaque jour plus grande. Elle est émise laborieusement en un jet très étroit, qui est lancé dans une direction exactement perpendiculaire à l'axe de la verge. En avant, le canal est complètement obstrué ; le cathétérisme, plusieurs fois tenté par M. le prof. Bouchaud, médecin-chef de l'asile, est impossible ; les bougies les plus fines ne peuvent pénétrer et sont arrêtées à 3 centimètres du méat. On se trouve donc en présence d'un rétrécissement de trois centimètres de longueur, ayant une double origine inflammatoire, blennorrhagique et phlegmoneuse, et infranchissable. Une intervention était nécessaire : elle fut pratiquée le 31 août 1889 par M. Guermonprez.

Après chloroformisation et lavage soigné de toute la région, on fait, comme opération préalable et sans aucun incident, la circoncision par une simple incision dorsale du prépuce.

Puis, le chirurgien pratique, sur la face inférieure de la verge, une longue incision de 7 à 8 centimètres, étendue du scrotum au gland. Quand la peau est sectionnée complètement, on entend nettement le grincement produit par le bistouri qui atteint le tissu cicatriciel ; après un peu de tâtonnements, on découvre le bout central de l'urèthre, dont l'origine correspond à la partie moyenne du pénis, au niveau du siège de la petite fistule dorsale ; une sonde y est introduite et pénètre sans obstacle jusque dans la vessie. On passe alors au bout périphérique, que l'on trouve facilement en introduisant une sonde métallique par le méat et en l'y maintenant en place, jusqu'à ce que le bistouri, incisant, d'arrière en avant, le tissu cicatriciel, vienne en découvrir le bec. Puis tout le tissu inodulaire, toute la portion calleuse, intermédiaire aux deux bouts du canal, longue de 3 centimètres, est excisée avec soin au moyen des ciseaux. Une sonde en caoutchouc rouge N° 22, est placée dans l'urèthre, dont les extrémités sont amenées et maintenues en contact à l'aide de deux points de suture au catgut : ces sutures sont superficielles et n'intéressent pas la muqueuse uréthrale. Les sutures cutanées sont faites au crin de Florence. Comme pansement, application de compresses trempées dans la liqueur de Van Swieten. La sonde sera laissée à demeure pendant quatre jours, puis passée de temps en temps pour assurer le calibre du canal.

Dès le lendemain de l'opération, presque toute l'urine passe par la sonde ; il n'en sort que très peu par l'extrémité antérieure de la plaie où s'établit une petite fistulette tarie au bout de 15 jours.

Le malade ayant quitté Lommelet pour l'asile départemental de Dury (Somme), nous l'avons revu dernièrement, grâce à la bienveillance de M. le Directeur et des internes, et nous avons pu constater les résultats tardifs de l'opération, (21 avril 1892, c'est-à-dire presque trois ans après l'intervention).

Malgré la négligence du malade, qui ne s'était pas sondé depuis environ deux ans, son état est resté très-bon.

La palpation révèle l'existence, sur le canal, d'un anneau cicatriciel souple, indolore et très étroit.

Une sonde N° 15 passe très facilement. Le N° 20 éprouve un peu de frottement, mais passe aisément.

La miction est normale.

Observation III.

Rupture complète de l'urèthre. — Excision des tissus contusionnés le lendemain de l'accident. — Suture immédiate des deux bouts du canal. — Réunion par première intention.

W... Antoine, 55 ans, ex-professeur, entre à Lommelet le 19 avril 1890, atteint de délire des grandeurs. C'est un sujet un peu débilité qui a eu des hémoptysies répétées.

Le 4 juillet 1891, cet homme fut victime d'un subit accès de folie furieuse d'un autre aliéné, qui lui lança un coup de pied violent dans la région périnéale. Le blessé ressentit une assez vive douleur, pas assez violente néanmoins pour l'empêcher de marcher jusqu'à l'infirmerie de l'asile où il se coucha. Une demi-heure environ après l'accident, il fut pris d'envie pressante d'uriner, mais ses efforts furent vains. C'est sur sa demande qu'on eut recours immédiatement aux soins de M. le prof. Bouchaud, médecin-chef de l'asile.

On constate au milieu du périnée une tumeur peu volumineuse, de la grosseur d'une noix, qui devint rapidement sensible en même temps qu'elle s'entourait d'une zone ecchymotique ; la tumeur était molle, vaguement fluctuante ; les téguments n'étaient pas excoriés. Il ne s'était pas écoulé de sang par le méat ; la rétention d'urine était absolue et la douleur violente. M. Bouchaud tenta vainement, à plusieurs reprises, le cathétérisme, et dut se résoudre à faire la ponction de la vessie, d'où sortit un litre et demi d'urine fortement teintée de sang. M. Guermonprez, mandé le lendemain, proposa une opération, qui fut pratiquée séance tenante.

Le malade est anesthésié par le chloroforme ; la région est complètement rasée, puis lavée au savon mou et à la liqueur de Van Swieten. Les bourses étant relevées et les cuisses écartées, la région périnéale présente une configuration beaucoup moins éloignée de la normale. La voussure s'étale largement sans conserver l'aspect acuminé de son centre. Le cathéter introduit se perd sous la peau du périnée, d'une part, dans une cavité sans résistance et sans tractus ni en haut, ni latéralement, d'autre part.

La boutonnière périnéale, longue de 7 à 8 centimètres, pratiquée au bistouri dans les conditions ordinaires, conduit, immédiatement sous la peau, dans un foyer hématique absolument irrégulier, dont il est impossible de discerner les éléments ; il s'étend un peu plus vers la droite que vers la gauche du malade et va jusqu'au périoste. Une hémorrhagie en nappe a manifestement son point de départ dans les parties profondes. Les caillots sont évacués à l'aide des doigts. Deux pinces à forcipressure sont vainement appliquées sur des débris des corps caverneux, dont la friabilité est telle, que le poids de la pince suffit à les rompre. Les couches musculaires, aussi bien que les corps érectiles et le tissu cellulaire de la région, sont uniformément modifiées par l'infiltration sanguine, qui dissocie et recouvre tous ces éléments, de telle sorte que les points de repère sont masqués et la région rendue méconnaissable. L'introduction des doigts, celle des pinces à disséquer et celle des écarteurs, démontre de plus en plus la friabilité des tissus, sans permettre de découvrir quoi que ce soit qui ressemble à l'urèthre, depuis le pubis qui est situé en haut, jusqu'à la paroi antérieure du rectum qui forme en bas le fonds de la plaie. Alors le chirurgien se décide à l'abrasion systématique de tous les tissus contusionnés de la région, quels qu'ils soient. Les ciseaux courbes y suffisent et permettent de découvrir enfin les deux artérioles qui sont le point de départ de l'hémorrhagie observée dès le début : une pince à forcipressure sur chacune d'elles suffit à maintenir l'hémostase. La plaie largement irriguée ne permettait pas encore de discerner le bout postérieur de l'urèthre ; la palpation du moignon n'en révèle pas davantage la situation ; les tâtonnements pratiqués sur la ligne médiane avec la sonde cannelée, la pression de la région hypogastrique n'arrivent pas non plus à indiquer le siège du pertuis cherché. — Le chirurgien revient alors au bout antérieur ; il pratique l'abrasion à coups de ciseaux des tissus mortifiés et reconnaît, au milieu des tissus érectiles et noirâtres qui l'entourent, la coupe du canal de l'urèthre à sa coloration rosée et à son aspect froncé. — Reprenant alors le bout postérieur, il le ramène à un niveau plus accessible, en introduisant l'index et le médius de la main gauche dans l'anus, se servant de ces deux doigts pour accrocher la prostate et la ramener vigoureusement en avant, tandis que de son pouce il déprime le sphincter et découvre la région, laquelle est bien étalée par ailleurs au moyen de deux écarteurs. Dans ces conditions, un coup de ciseaux, transversalement et superficiellement donné, suffit pour découvrir enfin un petit pertuis rosé, froncé, situé sur la ligne médiane, mais étrangement dirigé en bas : c'est la coupe du bout postérieur de l'urèthre. Une sonde cannelée y est introduite ; elle pénètre avec empressement jusqu'à la cavité vésicale. — Ainsi se trouvent terminés les divers temps, qui consistent à trouver et aussi à aviver chacun des deux bouts de l'urèthre rompu. — Une sonde en caoutchouc rouge, dite de Nélaton, est introduite par le méat, puis, sur la sonde cannelée, jusque dans la vessie ; poussée au moyen d'une pince à disséquer, celle-ci pénètre sans effort et même sans hésitation. Elle est à découvert dans presque toute la longueur de la plaie périnéale, en sorte que les deux bouts de l'urèthre sont distants l'un de l'autre d'une longueur de 6 à 7 centimètres. Au moyen d'une aiguille de Sims très courbe et très courte, trois points de suture sont passés, d'abord dans le bout postérieur, puis dans le bout antérieur de l'urèthre, en évitant d'intéresser la muqueuse elle-même et en pénétrant à six ou huit millimètres de la surface de section de chaque côté ; les doigts de la main gauche, introduits dans l'anus pour ramener la prostate en avant, sont indispensables pour effectuer le passage des fils dans le bout postérieur. Les fils employés sont du catgut phéniqué N° 2. L'affrontement est obtenu au moyen du nœud dit du chirurgien ; il ne semble pas que l'effort de traction rende la réunion irréalisable.

Un copieux lavage est renouvelé avec la liqueur de Van Swieten tiède. Les pinces à forcipressure sont retirées sans ligature ni torsion. La peau est suturée au crin de Florence, sans souci des tissus intermédiaires, dont il ne reste presque plus rien ; les angles antérieur et postérieur de la plaie sont intentionnellement laissés libres pour y introduire au besoin un tube à drainage.

L'opéré est revêtu de la camisole de force. Des compresses imbibées d'eau boriquée, renouvelées souvent, forment l'unique pansement, qui est complété par ailleurs par de copieuses lotions boriquées tièdes après chaque défécation.

Le 10 juillet, la sonde à demeure est retirée et les fils enlevés.

Le 20 juillet, le malade urine bien par le méat. — Mais à chaque miction il se produit un léger suintement au périnée, au niveau de l'angle antérieur de la plaie, qui est d'ailleurs tout à fait cicatrisée en arrière.

Le 6 août, c'est à dire un mois après l'opération, la fistule est fermée.

Le 26 août, nous revoyons le malade. Il est très satisfait de son état ; la miction se fait bien le jet est plein, vigoureux et régulier ; il se plaint cependant d'un inconvénient, c'est que le besoin d'uriner, quand il se fait sentir, est impérieux et doit être satisfait sans délai.

L'émission des urines a continué de se faire régulièrement pendant les mois suivants, mais en décembre le malade fut atteint de pneumonie aiguë et succomba.

Observation IV.

Rétrécissement traumatique. — Excision totale. — Suture immédiate.

Wilfrid J...., âgé de 16 ans, valet de ferme aux Huttes, près de Gravelines (Nord), est un sujet bien portant.

Le 2 décembre 1891, debout sur l'avant-train d'un chariot de paille, il vient à glisser, et tombe à califourchon sur une cheville en fer verticale, placée sur le milieu de cet avant-train ; la cheville se termine par une tête aplatie de 3 centimètres de diamètre environ. Cet homme, très énergique, continue à travailler de huit heures à midi. Il constate à midi, pour la première fois, l'impossibilité d'émettre l'urine ; ses efforts déterminent une douleur très étendue et intolérable.

Six heures après l'accident, M. le docteur Delbecq constate une ecchymose sur chaque ischion, et une troisième, moins nette et moins foncée, sur le raphé du périnée. Le scrotum est très légèrement œdématié ; la partie moyenne du périnée présente une petite tumeur, mais pas de déchirure de la peau. Il ne s'écoule pas de sang par le méat. Une sonde en caoutchouc rouge entre sans hésiter jusqu'au foyer de la rupture ; elle ramène quelques gouttes de sang, mais pas trace d'urine. Ce cathetérisme n'est pas mal supporté ; il est renouvelé dans des conditions variées et sans plus de résultat.

Dix heures après l'accident le blessé est chloroformisé, la ponction hypogastrique pratiquée avec l'appareil de Potain, et 750 gr. d'urine sont retirés. Séance tenante, on fait la boutonnière périnéale; puis les caillots sont évacués, deux artérioles liées et un pansement phéniqué appliqué sur la plaie.

Le 12 décembre, un peu d'urine passe par le méat, pourvu que le blessé se tienne debout.

Le 18 décembre, la miction se fait toute entière par les voies naturelles; mais il n'y a pas de jet.

Le 15 janvier le travail est repris.

Mais, dès les semaines suivantes, l'émission des urines devient de plus en plus difficile ; le rétrécissement, s'accentuant de plus en plus, ne laisse plus s'échapper celles-ci que goutte à goutte. Le blessé se rend compte qu'il lui faut exercer un effort véritable pour pratiquer la miction ; il lui faut une longue attente avant de réussir à la commencer; et alors les gouttes se succèdent à de longs intervalles, quatre à cinq par minute ; enfin il arrive, qu'après des efforts soutenus pendant plus d'un quart d'heure, la fatigue survient, et le malade y renonce, bien que la sensation de besoin ne soit pas complètement satisfaite ; le soulagement naturel n'est nullement obtenu : en effet la percussion de l'hypogastre fournit la preuve du fait que la vessie n'est pas entièrement vidée.

Le 7 avril 1892, M. Guermonprez est appelé à voir le malade pour la première fois. On constate une cicatrice aplatie du périnée, transversalement dirigée, de deux à trois centimètres de longueur, un peu plus large à sa partie moyenne qu'à ses extrémités. Cette cicatrice n'est adhérente au tissu sous-jacent que dans sa portion médiane ; en ce point l'adhérence s'étend non seulement aux couches musculo-aponévrotiques, mais encore jusqu'à l'urèthre lui-même. Le cathéter introduit par le méat pénètre facilement jusqu'à cette cicatrice du périnée. A ce niveau, l'instrument métallique cesse de suivre une direction médiane ; quoiqu'on fasse, on le sent se dévier constamment vers la droite du malade : si l'on pratique en même temps la palpation du périnée, on reconnaît que le bec du cathéter se heurte en avant du noyau cicatriciel, et manifeste une certaine tendance à le contourner vers la droite, sans parvenir jamais à le franchir ; il en est de même pour les sondes de petit calibre et pour les bougies filiformes : il semble que le bout antérieur, lors de la rupture, ait été déjeté à droite, et que l'urèthre forme en cet endroit une ligne brisée. — Quand on renouvelle la palpation du périnée, après avoir retiré le cathéter, et en plaçant le malade dans l'attitude de la taille périnéale, on apprécie la consistance très dure du noyau cicatriciel et sa forme cylindroïde dirigée obliquement : on apprécie en outre que les tissus sont souples du côté gauche du malade, entre le noyau cicatriciel d'une part la branche descendante du pubis d'autre part. Il n'en est pas de même du côté opposé, et il est difficile de différencier le tissu scléreux d'avec la branche droite du pubis ; il semble que le tissu cicatriciel fixe plus ou moins directement le noyau de l'urèthre à cette portion droite du squelette. Si l'on pratique la palpation en arrière du noyau, on arrive à distinguer la souplesse des tissus qui séparent celui-ci d'avec la prostate. Le toucher rectal confirme cette appréciation.

Le malade pratique la miction dans les conditions décrites plus haut ; mais il ne parvient pas à évacuer suffisamment d'urine pour faire descendre la matité vésicale au-dessous de la partie moyenne de la région hypogastrique ; il souffre beaucoup et demande à être opéré.

L'opération est pratiquée, aux Huttes, le 28 avril 1892, par M. Guermonprez, avec l'assistance de MM. les docteurs Delbecq et Lancry (de Dunkerque,) et la nôtre.

La chloroformisation est obtenue sans incidents, et elle n'est point troublée. Le malade est placé dans l'attitude de la taille périnéale, la région rasée et lavée au savon mou et à la liqueur de Van Swieten. —La boutonnière périnéale est pratiquée, d'emblée jusqu'à l'urèthre, dans une étendue de 6 centimètres ; le cathéter dur introduit par le méat montre plus que jamais la déviation du canal vers la droite, précisément au niveau du noyau cicatriciel, qui contraste par sa blancheur et son état exsangue avec la coloration rouge et l'état sanieux des tissus circonvoisins. Une palpation renouvelée de cette région confirme aisément, par le toucher, la différenciation du noyau cicatriciel qui est déjà facile par une simple et sommaire inspection. — Guidé par le cathéter d'une part, par une pince à griffes d'autre part, le chirurgien se sert d'un ténotome droit pour attaquer d'abord la limite antérieure du noyau cicatriciel. Il pratique son incision suivant une direction transversale, et, couche par couche, s'efforçant d'enlever tout ce tissu scléreux sans aller au-delà ; il est ainsi amené à pénétrer à une profondeur notablement plus grande vers le voisinage de la muqueuse que vers l'enveloppe fibreuse du tissu érectile de l'urèthre, de sorte que la section obtenue présente une configuration conoïde et nullement celle d'un plan perpendiculaire à l'axe du canal. Maniant la pince à griffes d'une part, de petits ciseaux courbes d'autre part, le chirurgien s'attache à circonscrire tout le pourtour du noyau cicatriciel, afin de le bien séparer des tissus normaux circonvoisins. La brèche ainsi pratiquée se trouve sur la ligne médiane ; mais elle s'étend plus loin vers la droite que vers la gauche du malade. — Avant d'achever l'excision du noyau, une nouvelle irrigation antiseptique est pratiquée, de manière à permettre le contrôle de la vue en même temps que du toucher. Cela fait, l'ablation est achevée par le même moyen, c'est-à-dire à coups de ciseaux donnés transversalement en arrière de la nodosité.

Le fond de la plaie n'est pas blanc, comme le noyau qui vient d'être enlevé ; mais il présente encore çà et là quelques débris gris blanchâtres disséminés entre les éléments rouges et saignants des tissus normaux : ces derniers débris scléreux sont saisis au moyen de la pince à griffes et abrasés les uns après les autres au moyen de ciseaux courbes manœuvrés suivant un plan transversal. — Pendant l'accomplissement du dernier temps, destiné à l'achèvement régulier de l'extirpation du tissu cicatriciel et de l'avivement du bout postérieur, brusquement on voit s'évacuer un jet d'urine, qui est lancé à 10 centimètres de distance. Sans aucune perte de temps, le chirurgien s'empresse d'introduire une sonde cannelée dans le pertuis, qui lui indique si heureusement le bout postérieur de l'urèthre ; il y réussit dès sa seconde tentative. L'instrument se dirige, non d'avant en arrière, mais bien de bas en haut : et il pénètre sans effort à une profondeur de 10 à 12 centimètres. L'abrasion des tissus encore blanchâtres, qui environnent ce pertuis, est ensuite terminée ; alors seulement la sonde cannelée prend la direction d'avant en arrière ; et, en même temps, se trouve mise à découvert la surface de section de l'urèthre : il est facile de reconnaître cette section à l'aspect lisse et velouté de la muqueuse, à sa forme plissée et froncée comparable à celle d'un sphincter, et à la couleur rouge uniforme qui contraste avec tant de netteté au milieu de la coloration relativement plus pâle de tous les tissus circonvoisins. L'orifice de section est d'ailleurs médian, et admet sans le moindre effort un cathéter, n° 20 de la filière Charrière. Une sonde en caoutchouc rouge de Nélaton, n° 20, est passée par le bout antérieur, puis conduite le long de la sonde cannelée dans le bout postérieur : elle pénètre dans la vessie sans aucune difficulté ; alors la sonde cannelée est retirée du bout postérieur.

Trois pinces à forcipressure ont suffi pour assurer l'hémostase temporaire ; la torsion de la transverse du bulbe et la forcipressure sur les deux autres artérioles arrêtent définitivement l'hémorrhagie.

Après une nouvelle irrigation, il est procédé à la suture de l'urèthre. Ce temps de l'opération est facilité par un espace de 3 centimètres, qui sépare l'une de l'autre les deux surfaces de section. Le fil est du catgut n° 2 à l'huile phéniquée. Les aiguilles sont courtes, très courbes, du modèle de Sims. Trois points sont successivement passés, d'abord par le bout postérieur, puis par le bout antérieur. Les deux premiers sont, l'un à droite, l'autre à gauche, aussi en arrière que possible ; ils prennent une épaisseur de 5 à 6 millimètres du tissu du corps érectile et de l'enveloppe fibreuse ; mais ils sont conduits avec soin, pour éviter d'interesser la muqueuse et pour placer le nœud à l'extérieur du conduit. Le troisième point est placé sur la ligne médiane en avant du canal ; il diffère des deux autres en ce qu'il prend une plus grande épaisseur de tissu, puisqu'il pénètre à une dizaine de millimètres de chacune des surfaces de section et qu'il comprend une portion de l'aponévrose moyenne. — Une nouvelle irrigation est pratiquée ; toutes les pinces à forcipressure sont enlevées et tous les caillots, même les plus minimes, sont soigneusement retirés avant l'affrontement des trois points de suture de l'urèthre.— Le fil le plus antérieur est serré le premier, au moyen du double nœud, dit du chirurgien, qui rapproche très solidement les deux bouts. Le second et le troisième sont noués de la même façon.

Une suture en surjet, au catgut, est ensuite appliquée sur l'aponévrose périnéale superficielle ; puis une autre, au crin de Florence, sur la peau, sans produire d'attache entre ces deux plans. — Une ouverture est laissée à l'extrémité antérieure de la plaie. — La sonde est fixée au moyen de deux crins de Florence qui la traversent et vont s'attacher aux poils du pubis, l'un à droite, l'autre à gauche. — Le pansement de la plaie se réduit à l'application de compresses boriques. — Des lotions antiseptiques doivent être faites après chaque défécation.

L'opération n'a pas duré une heure. Au moment de son réveil, le malade n'éprouve plus le besoin d'uriner.

1er mai. — Une érection s'est produite qui a chassé en partie la sonde du canal. — Au salol, que prend le malade, on ajoute du bromure de camphre.

3 mai. — La sonde est retirée avec un début d'incrustation. Elle est remplacée par une sonde n° 21, qui pénètre facilement, sans éprouver de résistance au point opéré et sans faire souffrir le malade. La plaie extérieure est entièrement cicatrisée ; elle ne présente pas la plus petite fistule.

1er juillet.— Le n° 31 de la filière Charrière passe sans rencontrer de résistance et sans faire éprouver de douleur au malade. Les fonctions urinaires et génitales s'accomplissent normalement. Le périnée est souple. Résultat parfait.

A cause de l'impuissance fréquente des procédés ordinaires, à cause des bons résultats signalés dans toutes les observations, à cause des succès immédiats et confirmés, dont nous avons été témoin, nous nous croyons autorisé à tirer les conclusions suivantes :

I. — A côté des trois procédés classiques : la dilatation, l'uréthrotomie interne, l'uréthrotomie externe, employés dans les rétrécissements de l'urèthre, un quatrième doit prendre une bonne place, c'est l'uréthrectomie.

II. — Celle-ci est indiquée : 1° dans les rétrécissements cicatriciels ; 2° dans les rétrécissements calleux accompagnés, soit d'abcès urineux péri-uréthral chronique, soit de fistules périnéo-scrotales à parois épaisses et indurées ; 3° dans les rétrécissements indilatables (scléro-cicatriciels) ; 4° dans les ruptures de l'urèthre avec attrition de son tissu.

III. — Si le segment excisé ne dépasse pas 5 à 6 centimètres, il est préférable de faire la suture immédiate des deux bouts du canal ; s'ils sont trop éloignés pour pouvoir être réunis, il sera indiqué de pratiquer la suture juxta-uréthrale ; et, si les délabrements ou pertes de substance sont trop grands, il convient de recourir aux procédés de greffe muqueuse.

Lille Imp. L. Danel.

www.ingramcontent.com/pod-product-compliance
Lightning Source LLC
LaVergne TN
LVHW050519160826
845677LV00003B/1224

* 9 7 8 2 3 2 9 6 2 6 8 0 2 *